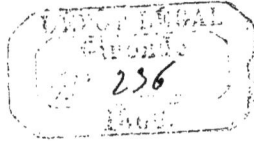

RECHERCHES EXPÉRIMENTALES

ET OBSERVATIONS

SUR LE CHOLÉRA ÉPIDÉMIQUE

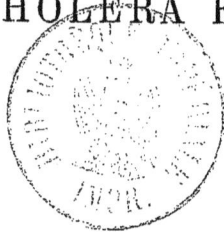

RECHERCHES EXPÉRIMENTALES

ET OBSERVATIONS

SUR LE CHOLÉRA ÉPIDÉMIQUE

SUIVIES D'UNE NOTE ADDITIONNELLE
INDIQUANT DES MOYENS SIMPLES ET FACILES A METTRE EN PRATIQUE
POUR S'OPPOSER A LA TRANSMISSION DU CHOLÉRA ÉPIDÉMIQUE
SANS AVOIR RECOURS AUX QUARANTAINES

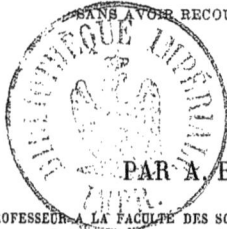

PAR A. BAUDRIMONT

PROFESSEUR A LA FACULTÉ DES SCIENCES DE BORDEAUX ET AGRÉGÉ LIBRE
DE LA FACULTÉ DE MÉDECINE DE PARIS

Mémoire lu, dans la séance du 5 octobre, devant le Congrès médical
qui a siégé à Bordeaux en 1865.

BORDEAUX

IMPRIMERIE G. GOUNOUILHOU

ancien hôtel de l'Archevêché (entrée rue Guiraude, 11).

1866

SUR LE CHOLÉRA ÉPIDÉMIQUE

Le présent travail est divisé en deux parties : la première comprend des analyses et des expériences faites sur le sang et les déjections des cholériques ; la seconde est le résumé d'une suite d'observations personnelles sur le choléra, son mode de transmission, sa nature probable, et les moyens que l'on peut employer pour le prévenir et le combattre.

La discussion à laquelle ce travail a donné lieu, ayant démontré que le choléra est transmissible par les individus qui en sont atteints, m'a conduit à écrire une Note additionnelle *ayant principalement pour but d'indiquer des moyens simples et faciles à mettre en pratique, qu'il serait possible d'employer pour s'opposer à cette transmission sans avoir recours aux quarantaines.*

Cette Note contient quelques répétitions de faits déjà énoncés, principalement dans la deuxième partie de ce travail ; mais j'ai cru devoir les conserver pour ne point rompre la suite des arguments qui y sont présentés.

PREMIÈRE PARTIE.

RECHERCHES EXPÉRIMENTALES SUR LES PRODUITS MORBIDES DES INDIVIDUS ATTEINTS DU CHOLÉRA ÉPIDÉMIQUE.

Lorsque l'autopsie et l'examen microscopique sont insuffisants pour nous éclairer sur l'altération morbide des produits organiques, c'est à la chimie d'intervenir. Dépassant de beaucoup la limite de l'examen le plus attentif, on peut attendre d'elle les renseignements les plus précieux ; aussi, lorsqu'en 1854 la ville de Bordeaux fut atteinte par une épidémie cholérique, je me proposai de saisir cette occasion pour acquérir quelque lumière, sinon sur la cause de cette terrible maladie, au moins sur les altérations qu'elle produit dans l'organisme humain.

C'est sur le sang et sur les déjections que je portai mes investigations. Je fus assez heureux pour être mis en rapport avec M. Bernadet, alors interne à l'hôpital Saint-André de Bordeaux, et qui aujourd'hui exerce la médecine avec une grande distinction. C'est lui qui fit les autopsies dont j'eus besoin et qui recueillit tous les produits qui font l'objet de ce travail. Qu'il veuille bien recevoir ici une nouvelle assurance de ma profonde gratitude.

Le travail entrepris était considérable, et, dès l'abord, je m'aperçus avec peine qu'il me serait presque impossible de le terminer avant la fin de l'épidémie; aussi arrêtai-je un programme dans la crainte de consacrer trop de temps à des recherches d'un intérêt secondaire. Ce programme comprenait essentiellement :

1° Dessiccation des produits, afin de pouvoir les conserver et les examiner ultérieurement, s'il y avait lieu; 2° analyse aussi complète que possible des déjections; 3° étude des réactions qu'elles éprouvent en présence des agents les plus importants.

Bientôt l'épidémie cessa, et ce travail n'ayant plus d'opportunité, je n'en conservai que les éléments. Aujourd'hui, je crois utile de publier les résultats que j'ai obtenus, car ils jettent une vive lumière sur l'origine des déjections et sur le caractère spécial de la matière albuminoïde qu'elles contiennent.

Je le fais avec d'autant plus de plaisir, que je m'adresse à des hommes dont la seule présence en ce lieu est une preuve de leur amour sincère pour la science et pour la profession qu'ils honorent.

Le peu de lumières que j'apporte, mises en commun avec celles qui ne peuvent manquer de se produire si une discussion intervient, nous feront, je n'en puis douter, faire un pas considérable dans l'étiologie de l'épidémie qui, pour la quatrième fois, vient affliger la France dans le tiers d'un siècle.

Examen du sang.

Ceux qui ont eu l'occasion d'étudier le choléra savent que lorsque cette maladie a fait des progrès notables, la saignée devient impraticable : à l'ouverture faite par la lancette vient se présenter une matière noirâtre, épaisse ; et lorsque l'on presse les veines, en allant de la périphérie vers le cœur, à peine obtient-on l'écoulement de quelques gouttes de cette matière, qui se distingue essentiellement du sang normal et par son manque de fluidité et par son aspect pointillé et grumeleux. Or, comment se procurer du sang pour en faire l'examen ? Si le sang peut être obtenu par une saignée, la maladie est à son début, et il est peu altéré ; s'il ne peut s'échapper de la veine qui le recèle, il faut donc l'aller chercher ailleurs. C'est sur le cadavre qu'il a dû être pris. Souvent les plus gros vaisseaux, et notamment les artères, étaient vides, et c'est dans les ventricules du cœur que l'on a dû le puiser. On a eu le plus grand soin de recueillir à part celui du ventricule gauche et celui du ventricule droit. Il a toujours été pesé et soumis immédiatement à la dessiccation.

Une seule fois le sang a pu être séparé en caillot et en sérum. En général, c'était une pulpe homogène, granuleuse, d'un brun foncé, presque noir.

Le tableau suivant donne les résultats obtenus.

Résultats de la dessiccation du sang des cholériques.

			QUANTITÉ DE SANG		RÉSULTAT RAPPORTÉ A L'UNITÉ	
			humide.	sec.	Produit sec	Eau.
1	Sang artériel.	Sérum........	18,558	3,948	0,2127	0,7873
		Caillot............	13,090	3,038	0,2320	0,7680
		Sérum et caillot....	31,648	6,986	0,2207	0,7793
	Sang veineux.	Sérum........	77,558	19,548	0,2520	0,7480
		Caillot............	73,320	18,527	0,2526	0,7474
		Sérum et caillot....	150,878	38,075	0,2523	0,7477
2	Sang artériel..................		72,840	21,070	0,2892	0,7108
	Sang veineux..................		333,000	93,840	0,2818	0,7182
3	Sang artériel		52,580	13,000	0,2472	0,7578
	Sang veineux..................		113,500	30,780	0,2712	0,7288
4	Sang artériel..................		43,130	12,050	0,2794	0,7206
	Sang veineux..................		200,550	50,020	0,2494	0,7506
5	Sang artériel..................		33,700	8,700	0,2581	0,7419
	Sang veineux (¹).............		145,700	42,650	0,2926	0,7074

(¹) 7 grammes 5 de sang veineux ont été soustraits avant la dessiccation pour des expériences spéciales. La quantité totale de ce sang était donc primitivement 153 grammes 200.

Notes relatives aux diverses espèces de sang dont les résultats sont consignés dans le tableau précédent.

1. Sang d'un individu indéterminé. Il est le seul qui ait donné un caillot assez bien formé pour que l'on ait pu l'isoler du sérum.

2. Sang d'un individu indéterminé.

3. Sang d'une femme âgée de soixante-six ans. Les deux sangs étaient en gelée pulpeuse brune et tous deux de la même couleur. Le sang artériel contenait un petit caillot blanc.

4. Sang d'un homme vigoureux ayant succombé à une rechute. Ce sang présentait une forte odeur d'oursin comestible.

5. Sang d'une femme de cinquante ans.

Sang très épais, sans apparence de caillot, ni dans le sang veineux, ni dans le sang artériel.

Le n° 3 est le n° 7 de mon cahier d'observations.

Le n° 4 correspond au n° 11.

Le n° 5, au n° 12.

Le sang normal contenait 0,79 d'eau et 0,21 de parties solides; il est facile de voir que le sang des cholériques est profondément altéré. Cette différence dans la quantité d'eau peut être interprétée de plusieurs manières : ou le sang a simplement perdu de l'eau, ou il a perdu du sérum. L'eau, considérée seule, peut provenir de l'albumine du sérum, ou des autres éléments constitutifs du sang, tels que la fibrine et les globules. Le sérum contient, ainsi qu'on le sait, plus d'humidité que le caillot. On a même été jusqu'à penser que l'albumine seule devait contenir de l'eau, et l'on s'est appuyé sur cette opinion pour calculer la quantité de sérum contenue dans le caillot, et arriver ainsi à une espèce d'analyse du sang. Mais cette opinion n'est appuyée sur rien de précis : les globules et la fibrine ne peuvent être à l'état de siccité absolue dans le sang, et doivent posséder une humidité propre. Cela est démontré d'ailleurs par l'examen microscopique des globules qui se gonflent en présence de l'eau, et qui diminuent lorsqu'on les met en contact avec un liquide qui l'absorbe.

Lorsque le sang n'était point assez altéré pour ne pouvoir donner naissance à une espèce de caillot, il était facile de voir que le sérum y était en moindre quantité que dans le sang normal; cependant cet examen et la simple dessiccation étant insuffisants pour donner un renseignement précis sur cette question, il fallait suivre une autre voie, et il fallait qu'elle pût être rapidement parcourue.

Le sérum donne une quantité de cendre beaucoup plus considérable que le caillot, et le seul poids des cendres du sang pouvait donner un renseignement utile; mais, de plus, le sérum donne par l'incinération une cendre soluble dans l'eau, et qui est fortement alcaline, tandis que le caillot donne une cendre insoluble dans l'eau et à peine alcaline. C'était encore une source de renseignements faciles à mettre en évidence; malheureusement le temps m'a fait défaut et je n'ai pu terminer toutes les expériences commencées. Voici cependant le résultat de quelques expériences tentées dans cette direction.

La première colonne indique la quantité de cendre obtenue directement de la quantité de sérum ou de caillot calciné. Dans la deuxième colonne, cette quantité est rapportée à l'unité pour rendre les résultats comparatifs.

Calcination du sang humain.

1. Caillot de sang veineux, sain et sec, pour 5 grammes.	0,116	0,0232
2. Sérum du même sang, sec	0,501	0,1002
3. Autre sérum, pour 5 grammes	0,350	0,0700
4. Autre sérum, pour 10 grammes	0,720	0,0720
5. Sang sec du ventricule droit d'un cholérique	0,124	0,0248
6. Sang, idem (n° 3 du tableau précédent)	0,130	0,0260

Le sérum est difficile à incinérer et ne peut donner des résultats comparables que lorsqu'il a été lavé pour en séparer le charbon.

L'incinération du sang des cholériques donne des résultats qui se rapprochent tellement de celui offert par le caillot du sang d'individu sain, qu'il est évident que ce sang ne contient presque plus de sérum et se trouve réduit aux éléments du caillot.

La cendre du sang de cholérique est presque entièrement insoluble dans l'eau et présente à peine une réaction alcaline.

Il faut ajouter en outre, que l'examen physique de ce sang démontre qu'il est altéré dans la structure de ses éléments mécaniques.

En résumé, *il est évident que le sang des cholériques est profondément altéré, et qu'il ne contient plus qu'une très faible quantité de sérum.*

Nous verrons bientôt par les propriétés et l'analyse des déjections ce qu'est devenu ce sérum.

Examen des déjections des cholériques.

Déjections stomacales.

Les déjections stomacales sont sous forme d'une liqueur incolore, légèrement trouble, et présentent un faible dépôt blanc, qui augmente légèrement par le repos.

L'azotate d'argent y fait naître un précipité blanc en partie, soluble dans l'acide azotique. Le résidu insoluble noircit à la lumière et présente tous les caractères du chlorure d'argent.

Le bi-chlorure de mercure fait naître dans ces déjections un trouble presque imperceptible.

Le sulfate de cuivre en donne un plus apparent après vingt quatre heures.

$73^{gr}440$ de ces déjections ont été soumis à l'évaporation et ont laissé un résidu ne pesant que $0^{gr}140$. D'où l'on tire :

Eau...............................	0,9978
Matières fixes.......................	0,0022
	1,0000

Ces résultats ne présentent rien de bien saillant. Les déjections stomacales étant moins abondantes et plus rares que les déjections alvines, il est évident que ce n'est point en elles qu'il convient de rechercher les caractères les plus remarquables du choléra. Ces déjections sont, d'ailleurs, presque toujours accompagnées de boissons, de tisanes, données aux malades, et se trouvent ainsi appauvries et modifiées. Les déjections alvines méritent bien plus d'intérêt.

Déjections alvines.

Les déjections alvines des cholériques sont tout à fait liquides; elles sont d'un blanc sale, translucides, et ont, jusqu'à un certain point, l'apparence d'une décoction de riz fort trouble; c'est pour cela qu'on leur a donné le nom de *riziformes*. Elles sont alcalines. Filtrées et desséchées, elles donnent un résidu hygroscopique qui, appliqué sur du papier rouge de tournesol, attire l'humidité atmosphérique et le bleuit. L'alcalinité des déjections est donc due à un ou à plusieurs alcalis fixes, et non, comme on aurait pu le penser, à un peu d'ammoniaque, libre ou carbonatée, qui se serait évaporée pendant la dessiccation ([1]).

Par la filtration, les déjections sont séparées en un liquide limpide, jaunâtre, plus ou moins foncé, et en une matière muqueuse, grisâtre, qui devient plus foncée par la dessiccation.

Soumises à la filtration et à la dessiccation, les déjections alvines ont donné les résultats suivants :

	I.	II.	Moyenne ([2]).
Eau.............................	0,9716	0,9767	0,9742
Matière muqueuse tenue en suspension.	0,0074	0,0068	0,0071
Matières solubles...................	0,0210	0,0165	0,0187
	1,0000	1,0000	1,0000

Si l'on ajoute une dissolution de bi-carbonate de soude aux déjections, le mucus suspendu dans leur masse se dissout presque complètement; cependant, elles demeurent un peu troubles.

Par l'addition d'une dissolution de potasse caustique, le mucus se dissout complètement et la liqueur devient limpide. Ce résultat est remarquable, parce que ce mucus contient une quantité notable de phosphate de chaux qui est insoluble dans la potasse.

L'acide chlorhydrique à 0,004, ajouté par parties égales aux déjections, ne les éclaircit pas en vingt-quatre heures, et, par conséquent, le mucus n'est ni de la fibrine, ni une matière albuminoïde quelconque.

La liqueur filtrée, et ne contenant par conséquent que des matières solubles, étant soumise à l'évaporation, a donné les résultats suivants :

	I.	II.	III.	Moyenne.
Eau..................	0,9790	0,9820	0,9832	0,9814
Matières sèches.........	0,0210	0,0180	0,0168	0,0186
	1,0000	1,0000	1,0000	1,0000

[1] Toutes les dessiccations ou évaporations ont été faites dans une étuve à gaz dont la température n'a jamais dépassé 70°. A cette température, le carbonate d'ammoniaque ordinaire disparaît complètement en se vaporisant.

[2] Cette moyenne n'a pas pour but de corriger des résultats qui ne peuvent être qu'exacts, vu le procédé employé, mais de donner la composition moyenne de celles observées. Il en sera de même pour les compositions qui vont suivre.

Examen de la matière mucoïde.

Le mucus frais des déjections alvines des cholériques présente à l'observation microscopique des granules sensiblement sphériques, ayant environ un centième de millimètre de diamètre, et de plus des masses tuberculeuses inégales, irrégulières, dont le diamètre principal varie de quinze à vingt-cinq millièmes de millimètre.

Ces petites masses renferment des nucléoles, ou sont formées par la réunion de granules plus petits.

La matière muqueuse, lavée et desséchée, brûle en répandant une odeur de corne grillée. Mêlée avec de la chaux sodée, introduite dans un tube et chauffée, elle donne des vapeurs qui colorent en bleu le papier rouge de tournesol, et en rouge le papier jaune de curcuma. Elle contient donc de l'azote.

Soumise à l'incinération, elle laisse un résidu blanc, incombustible, assez considérable. Ce résidu est soluble dans l'acide azotique diluée, et l'ammoniaque le précipite de sa dissolution. D'où l'on peut conclure qu'il est essentiellement formé de phosphate de chaux.

0^{gr} 2 de cette matière ont laissé un résidu incombustible pesant 0^{gr} 027. On déduit de là, pour la composition de la matière mucoïde :

Phosphate calcaire (contenant une petite quantité de carbonate).	0,125
Matière organique azotée..................................	0,875
	1,000

Examen de la matière soluble des déjections.

Le liquide filtré provenant des déjections, est alcalin comme les déjections entières. 10 centimètres cubes de cette liqueur ont exigé pour leur saturation 1^{cc} 250 d'une liqueur contenant 10 grammes d'acide sulfurique SO_4H par litre, soit 0^{litre} 00125 correspondant à 0^{gr} 0125 d'acide sulfurique. La liqueur, colorée en bleu par le tournesol, n'a point fait effervescence ; mais elle a passé au rouge vineux avant de prendre la teinte dite *pelure d'oignon* donnée par l'acide sulfurique. Cela indique qu'elle contenait un carbonate ou plutôt un bi-carbonate ; car la réaction qu'elle exerce sur le papier rouge de tournesol n'est pas en rapport avec sa capacité de saturation. Les déjections contenant du potassium en quantité très notable, ainsi qu'on le verra bientôt, et le résidu de leur évaporation étant hygroscopique ([1]), il est très probable qu'elle contient du carbonate de potasse libre, ou du bi-carbonate de la même base.

Les 0^{gr} 0125 d'acide employé pour saturer 10^{cc} de déjections indiquent que celles-ci contiendraient 0^{gr} 0176 de carbonate potassique par centilitre, soit 1^{gr} 760 par litre ([2]).

Avant de passer à l'examen des propriétés générales des déjections mises en présence du réactif, il me paraît indispensable d'en faire connaître la composition. Elles sont formées de matières minérales et de matières organiques, et les réactions qu'elles donnent sont dues tantôt aux unes ou aux autres de ces matières.

Le résidu de la dessiccation des déjections filtrées est brun jaunâtre; il est hygroscopique, comme il a été dit, et possède une odeur spéciale de matières fécales que donne le guano du Pérou quand il a perdu le carbonate d'ammoniaque qu'il contient naturellement. Soumis à l'action de la chaleur, il répand une odeur de corne grillée. 0^{gr} 500 de résidu de l'évaporation des déjections filtrées étant soumis à l'incinération, le produit fond, se boursoufle, brûle avec flamme et donne un produit noir fusible et difficile à incinérer. Ce produit, déduction faite du charbon, pèse finalement 0^{gr} 330. Mis en présence de l'eau, il ne s'y dissout pas entièrement, donne une liqueur fortement alcaline, et laisse un résidu pesant 0^{gr} 004, d'où la matière soluble est réduite à 0^{gr} 326.

De ces données on tire les résultats suivants :

Matière organique combustible	0,170	0,340
Matière minérale soluble dans l'eau	0,326	0,652
Matière minérale insoluble dans l'eau	0,004	0,008
	0,500	1,000

([1]) Je ferai remarquer cependant que le résidu de l'évaporation de ce liquide donne par l'alcool un produit beaucoup plus hygroscopique, et dans lequel le chlorure de platine n'accuse pas la présence du potassium.

([2]) La quantité de potassium trouvée dans les déjections des cholériques (0,0012) correspondrait à une quantité de carbonate beaucoup plus considérable (2^{gr}123), si ce métal était entièrement à l'état de carbonate. Voyez l'analyse complète des déjections.

La matière soluble dissoute dans l'eau a été précipitée successivement par l'azotate barytique, l'azotate argentique et l'acide chloroplatinique.

On a obtenu ainsi :

0,138 de sels barytiques.
0,403 de chlorure argentique.
0,204 de chloroplatinate potassique.

Le précipité barytique était formé d'un mélange de sulfate, de phosphate et de carbonate. Traité par l'acide azotique, il a laissé un résidu de sulfate ; la liqueur a donné par l'ammoniaque un précipité de phosphate, et le reste a donné par différence la quantité de carbonate de baryte qui se trouvait dans le mélange des trois sels.

D'où :

Sulfate barytique.................................... 0,043
Phosphate, idem..................................... 0,077
Carbonate................:.......................... 0,018
                                                     ‾‾‾‾‾‾
                                                     0,138

Le résidu de la dessiccation des déjections filtrées, traité par l'alcool à 0,98, s'y dissout en partie et se trouve ainsi divisé en deux produits.

2 grammes de ce résidu, traités comme il vient d'être dit, ont donné 0gr 653 d'un produit soluble dans l'alcool. Le produit insoluble pesait 1gr 330. Ce résultat accuse une perte de 0gr 017, qui équivaut à moins d'un centième.

En faisant supporter cette perte par la partie soluble dans l'alcool, on a pour la composition de la matière soluble des déjections :

Matières solubles dans l'alcool 0,3265
Matières insolubles, idem............................. 0,6735
                                                        ‾‾‾‾‾‾
                                                        1,0000

A. *Produit soluble dans l'eau et insoluble dans l'alcool.* — La matière insoluble dans l'alcool, après avoir été desséchée, est d'un jaune brun sale. Elle possède une odeur désagréable, mais beaucoup moins forte que celle de la partie soluble dans l'alcool. Chauffée sur une lame de platine, elle brûle en donnant une odeur de corne grillée, et laisse un résidu charbonneux considérable qui n'a pu être incinéré complètement. Mêlée avec de la chaux sodée, et chauffée dans un tube scellé à une extrémité, elle donne de l'ammoniaque.

La dissolution de cette matière est alcaline. Le bi-chlorure de mercure y fait naître un trouble léger; le tannin n'y produit rien de sensible. Le chlorure de calcium la trouble; l'acide chloroplatinique y fait naître un précipité jaune. L'acétate de sesqui-oxyde de fer y fait naître un précipité fauve, sale, abondant, qui est redissous en très grande partie par l'acide acétique.

Ces réactions indiquent que ce produit contient une matière organique azotée, de l'acide phosphorique et du potassium.

B. *Produit soluble dans l'alcool.* — Ce produit est noir; il possède une apparence poisseuse; il est très hygroscopique et répand une odeur des plus infectes. Mis en présence de l'eau, il ne s'y dissout pas complètement et lui communique une couleur brune foncée.

Sa dissolution aqueuse, mise en présence de divers agents, donne les réactions suivantes :

Le bi-chlorure de mercure y fait naître un précipité blanc abondant.

Le tannin y fait immédiatement naître un trouble.

Le chlorure de calcium ne la trouble pas.

L'acide chloroplatinique ne produit rien d'apparent.

L'acétate de sesqui-oxyde de fer la trouble, mais l'acide acétique fait disparaître complètement ce trouble.

Soumis à l'incinération sur une lame de platine, le produit obtenu par l'alcool se boursouffle, noircit, brûle complètement avec flamme en donnant l'odeur des matières cornées portées à une haute température; il laisse un produit salin, incolore, qui mis en contact avec l'eau distillée, bleuit fortement le papier rouge de tournesol.

La lame de platine est altérée et présente une teinte brune qui semblerait indiquer la présence de la potasse, présence qui n'a pu être décélée par l'acide chloroplatinique.

Mêlé avec de la chaux sodée et chauffé dans un tube scellé à une extrémité, il donne de l'ammoniaque en abondance et beaucoup plus que le produit insoluble dans l'alcool.

Les résultats qui viennent d'être signalés permettent d'établir

ainsi qu'il suit la composition des déjections alvines des cholériques :

Eau............... 0,9743		0,974300
Matière muqueuse in-}0,0072{ soluble dans l'eau.}	Partie organique azotée	0,006300
	Phosphate de chaux, avec traces de carbonate.	0,000900
Matières solub. dans}0,0185{ l'eau ....}	Partie organique	0,006300
	Matières miné-{ rales solubles,{ 0,01206......	Acide sulfurique...........	0,000549
		Acide phosphorique	0,000683
		Acide carbonique	0,000149
		Chlore...................	0,003662
		Potassium	0,001200
		Sodium, matières indétermi- nées et perte	0,005817
	Matières minérales insolubles	0,000140
1,0000		1,000000

Propriétés générales des déjections alvines des cholériques filtrées.

On a vu précédemment que la matière soluble des déjections
donne deux produits fort distincts par l'emploi de l'alcool concentré. Il importe beaucoup de rechercher la nature de ces
produits, afin de remonter, s'il se peut, jusqu'à leur origine, et
d'avoir des renseignements positifs sur l'étiologie du choléra.

Les phénomènes qui s'accomplissent chez les cholériques,
l'altération du sang rendue si évidente par la tentative de la
saignée, l'amaigrissement, les crampes, le flétrissement des
yeux, la cyanose, la suspension du pouls et de la sécrétion des
urines, m'avaient, dès mes premières observations qui datent de
l'année 1832, porté à penser que les déjections devaient provenir
du sang et contenir du sérum, sous une forme quelconque.
Cependant M. Andral (C. R. de l'Académie des Sciences, t. XXV,
p. 229, année 1847) a dit que le sang des cholériques n'était
point altéré, qu'il renfermait la même quantité d'albumine que
dans l'état normal, que les déjections n'en contenaient point, et
*que la théorie qui rapporte les symptômes de la période de cyanose
du choléra à un changement que le sang aurait éprouvé dans sa composition par suite d'une grande et subite perte de sérum, ne saurait être
admise.*

Le corps de l'homme ne renferme aucun liquide inconnu ; on
y trouve du sang, du chyle, de la lymphe, et ces trois fluides
contiennent de l'albumine. Le mucus même des déjections des

cholériques, aussi bien que les mucosités rendues par l'intestin lors de l'emploi des purgatifs, doivent provenir du sang. Toutefois, il faut reconnaître que des produits solides pouvaient se dissoudre par une réaction analogue à celles que les chimistes classent parmi les fermentations, et s'ajouter à ceux du sang. Telle pouvait être la chair musculaire ; mais encore cette chair est de nature albuminoïde.

Or, les déjections provenant du sang devaient, sous une forme quelconque, renfermer les éléments d'une matière albuminoïde. J'ai donc cru devoir faire une étude spéciale de l'albumine puisée dans les œufs de la poule et dans le sérum du sang humain, afin de la comparer aux produits contenus dans les déjections alvines des cholériques. Ces déjections étant généralement alcalines, j'ai dû expérimenter l'action des alcalis, et spécialement celle des carbonates ou des bi-carbonates qu'elles contiennent.

Une dissolution de bi-carbonate de soude, ajoutée à de l'albumine des œufs filtrée, s'oppose à sa coagulation par la chaleur. Cette liqueur, après le refroidissement, précipite abondamment par l'alcool ; ce qui prouve qu'elle contenait réellement de l'albumine en dissolution et que la chaleur ne l'avait point détruite. C'est bien au bi-carbonate qu'est due cette propriété, car le carbonate simple ne produit pas le même effet ; il n'empêche pas l'albumine de se coaguler par la chaleur, à moins d'en employer un très grand excès, et elle prend une teinte grise foncée, presque noire.

Une dissolution de bi-carbonate de potasse est moins efficace que celle du bi-carbonate de soude pour empêcher la coagulation de l'albumine par la chaleur, et la liqueur prend une teinte brune foncée.

Un mélange de chlorure sodique, de chlorure potassique, d'azotate potassique et de bi-carbonate sodique, dissous dans l'eau distillée, ne s'oppose qu'en partie à la coagulation de l'albumine ; il y a formation d'un coagulum, et la liqueur se trouble, ce qui n'arrive pas avec le bi-carbonate de soude seul.

Si les déjections cholériques filtrées contiennent une matière albuminoïde, et si celle-ci ne se coagule point par la chaleur, cela peut donc être attribué à la présence d'un bi-carbonate alcalin.

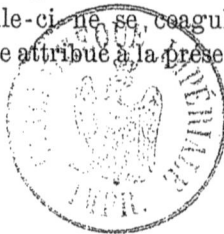

2

J'ajouterai ici, que la soude ne peut point être à l'état de carbonate dans le sang, comme on l'a admis jusqu'ici, mais bien à l'état de bi-carbonate ; car le sang contenant toujours de l'acide carbonique libre, qui se produit dans l'acte de la respiration, c'est bien du bi-carbonate et non du carbonate sodique que ce fluide contient. Ce bi-carbonate peut être entraîné avec l'albumine, qui abandonne le sang pour pénétrer dans l'intestin.

Ce qui précède permettra de mieux comprendre l'action des réactifs sur les déjections filtrées.

La plupart des réactions qui vont être décrites ont été essayées comparativement avec celles données par l'albumine des œufs et celle du sérum du sang humain, dissoutes séparément dans l'eau distillée, ainsi que cela vient d'être dit.

Action de la chaleur. Il se produit un trouble léger, devenant un peu plus considérable après le refroidissement.

L'acide sulfurique y fait naître un précipité abondant.

L'acide azotique concentré, ajouté goutte à goutte, donne un précipité immédiat abondant. Il se comporte de même avec l'albumine du sang et celle des œufs.

L'acide azoteux concentré ne réagit pas notablement sur des déjections desséchées et redissoutes ; il précipite abondamment l'albumine des œufs.

L'acide acétique ne troublant point une dissolution d'albumine ordinaire, et pensant que la présence d'un carbonate alcalin s'opposait à la coagulation par la chaleur, la liqueur a été saturée par de l'acide acétique dilué ; elle s'est troublée immédiatement, et la chaleur a déterminé ensuite la coagulation d'une matière qui devait être albuminoïde. On sait que l'albumine du sang et celle des œufs, même lorsqu'elles sont fort étendues d'eau, se coagulent aussitôt par la chaleur.

Alcool. Précipité, quand il est très concentré. Dans un tube, en douze heures, le liquide est clarifié, et il y a un dépôt abondant. Les deux albumines, celle du sang et celle des œufs, se précipitent immédiatement.

Chlore. Précipité blanc, très sale, peu abondant ; avec les albumines ordinaires, précipité abondant.

Tannin. Précipité blanc sale, immédiat. On sait que les albumines ordinaires donnent aussi immédiatement un précipité par ce réactif.

Bi-chlorure de mercure. Précipité blanc sale, immédiat. La même chose a lieu avec les matières albumineuses du sang et des œufs.

Azotate d'argent. Précipité jaune, ressemblant au phosphate tri-argentique, soluble dans l'ammoniaque, en partie soluble dans l'acide azotique, et laissant un résidu blanc qui a toute l'apparence du chlorure d'argent. Avec les albumines ordinaires, ce réactif donne immédiatement un précipité blanc abondant.

Sulfate de zinc. Précipité blanc sale, abondant, insoluble dans un excès de réactif. Avec l'albumine des œufs, on obtient immédiatement un précipité blanc, soluble dans un excès de réactif. La différence de ces deux réactions peut être due à une formation de carbonate et de phosphate de zinc, dans le cas de l'emploi des déjections. Je dois faire remarquer cependant qu'une dissolution de zinc, ajoutée dans une dissolution de bi-carbonate de soude, ne donne aucun précipité; d'où il faut conclure que c'est à la présence d'un phosphate qu'il faut attribuer la permanence du précipité, bien plus qu'à celle du carbonate.

Sulfate de cuivre. Précipité d'abord blanc bleuâtre, puis bleu, soluble en partie dans un excès de réactif, mais se troublant ensuite. Dans ce cas, il a pu se former du carbonate et du phosphate de cuivre, parce que les sels de cuivre précipitent même dans un excès de bi-carbonate de soude.

Azotate de sesqui-oxyde de fer. Précipité rougeâtre, *idem* avec l'albumine ordinaire.

Acétate de sesqui-oxyde de fer. Précipité abondant, d'une couleur brune-claire, qui se redissout en grande partie dans l'acide acétique, mais qui laisse un résidu insoluble de phosphate de sesqui-oxyde de fer.

L'*oxalate d'ammoniaque* ne fait naître aucun trouble, d'où l'on peut conclure que ces déjections ne contiennent pas de sels calcaires.

Le *bi-carbonate de soude* ne fait naître aucune réaction appréciable à la température de l'ébullition.

Le *sulfate de magnésie* ne fait naître aucun précipité, ni à chaud ni à froid; mais il se forme un précipité abondant quand à ce mélange on ajoute de l'ammoniaque. Ce précipité m'a paru trop abondant pour pouvoir être attribué entièrement à la formation du phosphate ammoniaco-magnésien.

Le *chlorure calcique* fait naître un précipité abondant formé de carbonate, de phosphate et de sulfate calciques.

Le *chlorure barytique* donne aussi un précipité fort abondant formé des mêmes sels à base de baryte.

Après le repos et la décantation, la liqueur, traitée par le chlorure barytique, ne précipite en aucune manière par le chlorure calcique. Cette expérience prouve d'une façon évidente *que les déjections cholériques ne contiennent aucun oxalate soluble.* On sait que l'oxalate barytique est soluble dans l'eau et que l'acide oxalique ne peut être précipité par la baryte.

La majeure partie des réactions qui viennent d'être signalées sont bien celles d'une matière albuminoïde, associée à quelques substances salines qui en modifient les propriétés. Si la matière albuminoïde n'est point coagulée par l'action de la chaleur, cela doit être attribué à sa grande dilution et à la présence d'un bi-carbonate alcalin.

J'ai voulu tenter encore un essai. On sait que les matières albuminoïdes, mises en contact avec l'acide chlorhydrique concentré, prennent une teinte bleue très foncée. Le produit de la dessiccation des déjections a été mis en présence de cet acide. Il en est résulté une liqueur brune très foncée, qui paraissait bleuâtre; mais il n'y a eu rien de décisif à cet égard. L'albumine étant accompagnée d'autres matières organiques, il est évident qu'elle n'a pu donner une réaction franche.

Quoi qu'il en soit, la présence d'une matière albuminoïde dans les déjections des cholériques ne peut paraître douteuse après l'examen qui vient d'en être fait. Dans le chapitre suivant, on trouvera une preuve plus évidente encore de son existence dans ce produit morbide.

Essais faits avec divers produits de cholériques mis en présence de quelques substances alimentaires.

Désirant savoir si les produits des cholériques exerçaient quelque influence appréciable sur différentes substances, et notamment sur celles qui sont alimentaires, j'ai tenté quelques expériences dans cette direction. Elles m'ont donné un résultat éminemment remarquable, et qui précise le mode d'altération éprouvée par l'albumine du sang.

Les produits essayés ont été :

1° Le liquide des déjections filtré ;

2° Le produit muqueux de ces déjections ;

3° Le sang veineux des cholériques.

Les liqueurs mises en présence des agents précédents ont été : du lait, du bouillon de bœuf, une dissolution aqueuse de sucre filtrée, de l'empois d'amidon et de l'albumine d'œuf, étendue d'eau et filtrée.

La liqueur des déjections filtrée jouit de la propriété caractéristique de la *diastase* : elle fluidifie immédiatement l'empois d'amidon et le rend limpide. Le lendemain, le fond du vase dans lequel on avait opéré était tapissé par des enveloppes de fécule.

Cette liqueur ne coagule pas immédiatement le lait à froid et ne l'empêche pas de se coaguler sous l'influence du temps, comme cela a lieu ordinairement. Elle ne produit rien de remarquable dans les autres matières et n'en détermine nullement la putréfaction.

Le mucus, retenant un peu de la partie soluble des déjections, jouit de la propriété de la diastase, mais à un très faible degré. Il coagule fortement le lait.

Les déjections filtrées, mais ayant éprouvé un commencement de putréfaction, ne jouissent plus de la propriété de la diastase.

L'albumine du sang existe donc dans les déjections des cholériques, mais elle y est modifiée et à l'état de diatase.

Dans la crainte que la réaction opérée avec l'empois d'amidon ne puisse être due à une autre cause que la présence de la diastase, tous les sels, dont l'analyse permet de supposer l'existence dans les déjections des cholériques, ont été essayés en présence de l'empois d'amidon : carbonates et bi-carbonates, phosphates, sulfates et chlorures, potassiques et sodiques. Aucun d'eux n'a pu le fluidifier.

Il importait beaucoup, pour l'étiologie de la maladie, de savoir si l'altération de l'albumine avait lieu après son extravasion, ou si elle s'était produite dans les vaisseaux mêmes qui récèlent le sang. L'expérience suivante va répondre à cette question.

Le sang des cholériques jouit de la propriété de la diastase, comme les déjections filtrées.

Enfin, il fallait savoir si cet état du sang était normal.

Le sang d'un homme atteint d'une simple congestion cérébrale et celui d'une femme n'ayant d'autre affection qu'une bronchite furent soumis à l'expérience, et il fut démontré qu'ils ne jouissent nullement de la propriété de la diastase.

A tous les désordres observés chez les individus atteints du choléra épidémique, il faut donc ajouter l'altération de l'albumine du sang et sa transformation en diastase, autre matière albuminoïde qui existe dans l'orge germée et qui transforme la fécule de ce fruit d'abord en dextrine, puis en sucre.

CONCLUSIONS.

Les conclusions de ce travail sont simples et découlent nettement des faits qui y sont rapportés.

Dans le choléra, le sang est profondément altéré. Il éprouve une perte considérable de sérum, représentée par de l'eau, de l'albumine et différents sels. Les autres éléments ont perdu la propriété de se réunir sous forme de caillot.

L'albumine est transformée en diastase, jouissant de la propriété de fluidifier l'empois d'amidon.

Cette diastase se retrouve dans les déjections.

La matière mucoïde est bien telle qu'elle a été décrite par M. Andral, à cela près qu'il faut y ajouter les globules sphériques dont j'ai fait connaître le diamètre, qui ont été reconnus par d'autres observateurs, et que l'on a considérés comme étant les mêmes que ceux qui constituent la levure de bière. Je ne sais jusqu'à quel point cette observation est fondée, car l'emploi du microscope ne suffit point pour affirmer un tel fait. Il faudrait voir si ces globules jouissent de la propriété fondamentale et caractéristique de cette levure, propriété qui consiste dans la transformation du sucre en alcool et en acide carbonique.

Le rapprochement qui a été fait entre les globules des déjections alvines des cholériques et la levure de bière, sans savoir que l'albumine est d'abord transformée en diastase, présente cette coïncidence singulière que, dans le choléra, cet élément primitif de l'organisation animale subirait exactement les mêmes métamorphoses que la matière albuminoïde de l'orge, qui, sous l'influence de la germination, se transforme d'abord en diastase, ferment qui jouit de la propriété remarquable de réagir sur la fécule pour en faire successivement de la dextrine et du sucre, et enfin en levure, autre ferment qui détruit le sucre pour en faire de l'alcool et de l'acide carbonique.

Il est éminemment probable que l'étude approfondie de ces métamorphoses, ne fût-ce que sur l'orge, qui est constamment à notre disposition, pourra jeter une vive lumière sur la cause primitive et générale qui fait naître le choléra.

Voilà les conséquences qui découlent immédiatement de ce travail, et peut-être devrais-je me borner à les signaler. Cependant, je ne puis m'empêcher de faire la remarque suivante, car ces faits ouvrent un nouveau champ aux observations.

Le choléra est-il caractérisé uniquement par une simple altération du sang et par l'extravasion de ce fluide?

L'amaigrissement des cholériques, la cyanose, les crampes et surtout la présence d'une quantité très notable de potasse dans les déjections, n'indiquent-ils point une altération profonde du système musculaire et au moins la perte du fluide qui imprègne ses éléments anatomiques?

La grande ressemblance qui existe entre les déjections alvines des cholériques et le suc pancréatique, n'indique-t-elle pas encore que le choléra est dû en grande partie à une hypersécrétion de ce fluide, et que c'est principalement par le canal de Wirsung que tous ces fluides et les matières qu'ils tiennent en dissolution arrivent dans l'intestin?

Cette altération de l'albumine et sa transformation en diastase, réaction qui peut être considérée comme le résultat de la fermentation d'un ferment, ne peut-elle point conduire à de nouveaux moyens prophylactiques ou thérapeutiques? Ne peut-il y avoir des agents antiputrides ou antiseptiques qui préviennent cette transformation ou qui l'arrêtent lorsqu'elle est commencée?

Le bi-carbonate de soude, que j'ai employé avec tant de succès concurremment avec l'ammoniaque et les sinapismes, pendant l'épidémie de l'année 1832, ainsi que plusieurs amis, plusieurs membres de ma famille et des médecins de Valenciennes l'ont fait après moi, ne serait-il point un de ces agents?

Ne voulant pas, dans cette partie de mon travail, dépasser les limites des conséquences qui découlent immédiatement de l'expérience, je me borne à ces simples observations.

La transformation de l'albumine du sang en diastase est le point fondamental sur lequel j'appelle l'attention du Congrès, de tous les savants, de tous les observateurs. C'est un premier point acquis par la voie expérimentale ; espérons que de nouveaux faits viendront compléter la théorie du choléra et qu'il pourra en résulter quelque bien pour l'humanité.

––––––

DEUXIÈME PARTIE.

OBSERVATION SUR LE CHOLÉRA ÉPIDÉMIQUE.

Cette partie du travail que j'ai l'honneur de soumettre au Congrès, comprend des observations personnelles sur le mode de transmission du choléra, sur la cause qui peut le produire et enfin sur le traitement que j'ai employé. Ces observations seront nécessairement fort incomplètes ; mais il n'est pas douteux qu'il se trouvera parmi vous, Messieurs, des médecins qui auront eu l'occasion d'étudier le choléra, et que chacun de nous apportant son tribut, un enseignement utile pourra ressortir de la circonstance heureuse qui réunit tant d'hommes éclairés dans ce lieu.

Ne voulant que provoquer une discussion en présentant les éléments principaux sur lesquels elle pourra s'exercer, je serai bref, et me bornerai à une exposition rapide des faits.

Modes de transmission du choléra.

Le choléra est-il contagieux ou ne l'est-il point? C'est là une question considérable qui mérite tout l'intérêt du Congrès ; car de sa solution dépendent les moyens généraux qui peuvent être employés pour prévenir l'invasion de cette maladie.

La transmission du choléra par le contact direct de la peau des individus me paraît impossible ; car il n'y a point là, comme dans la gale, des animalcules qui puissent passer de l'un à l'autre. Ce mode d'infection paraît d'autant moins probable, que, dans la période algide, la plus redoutable de la maladie, la peau se refroidit, perd sa sensibilité et ne peut être l'objet d'aucune émanation ni d'aucune absorption ; tous les faits que j'ai observés directement et ma propre expérience m'ont appris que le choléra ne peut être transmis de cette manière.

Le choléra est-il transmissible par voie d'infection, c'est à dire en prenant l'air pour intermédiaire, soit que la cause qui le produit pénètre dans le corps pendant l'acte de là respiration, ou se dépose sur des aliments qui sont ingérés dans l'estomac?

Je n'ai observé qu'un seul fait qui semble indiquer qu'un individu atteint du choléra puisse transmettre cette maladie.

Mme Catherine Laurent (femme Blenard), demeurant à Préseaux, arrondissement de Valenciennes, est venue à Estreux, le 5 juillet 1832, pour soigner ses parents qui étaient atteints du choléra : tous succombèrent, elle-même fut atteinte par la maladie. Lorsque, le 10 de ce mois, je fus appelé pour la voir, elle avait été transportée chez son beau-père, qui demeurait dans la même commune. Elle allaitait un enfant, et son état était fort grave. L'enfant succomba le 13; le 14, la mère était convalescente; mais, le 18, *le beau-père et la belle-mère présentèrent tous les symptômes du choléra.* Tous furent sauvés.

D'après cette observation, Mme Blenard, après avoir été infectée par le choléra dans une partie de sa famille, semble avoir transporté cette maladie dans une autre partie de cette même famille; mais le choléra régnait dans la commune, et rien ne prouve qu'il n'ait pu atteindre les individus qu'il a frappés sans l'intermédiaire de cette femme. Je ne puis donc rien affirmer à cet égard. Votre expérience, Messieurs, suppléera à ce qui manque dans cette partie de mes observations. Cependant, je dois ajouter qu'il n'émane rien de nuisible des cholériques ni des produits morbides que l'on peut en extraire.

M. Bernadet, qui a fait tant d'autopsies pour extraire les produits qui ont été l'objet de mon travail, n'a jamais éprouvé la moindre atteinte de choléra. En outre, tous les produits qui sont sur cette table et qui sont principalement représentés par du sang et des déjections de cholériques, ont été desséchés dans une étuve placée dans le laboratoire de la Faculté des Sciences; les vapeurs qui en émanaient s'échappaient dans ce même laboratoire : elles étaient infectes; cependant, j'y suis resté plongé, ainsi que le garçon de mon laboratoire, pendant plus d'un mois, et nous n'en avons été nullement incommodés.

J'ajouterai quelques observations qui tendent à démontrer que le choléra franchit rapidement de grands espaces par la voie de l'air.

En 1832, j'exerçais la médecine à Valenciennes. Le choléra régnait à Paris, et aucun cas ne s'était présenté dans la région que j'habitais. J'observai attentivement la direction du vent. Il était de l'ouest, c'est à dire de la mer. Cependant, le vent tourna vers le sud, et quarante-huit heures après le choléra était parmi nous. Les premiers atteints sérieusement habitaient *les bords de l'Escaut;* plus tard, un quartier de la ville *situé près des fossés, qui sont remplis d'eau à demi stagnante,* fut un des moins épargnés. L'épidémie atteignit aussi tout particulièrement la commune de Marly, qui est située sur les bords de la Rhonelle, à une petite distance de son confluent avec l'Escaut. Je cédai aux instances de M. Tancrède, dont M. Lévêque, son beau-père, était alors maire de cette commune, et m'en occupai presque exclusivement.

Je ne raconterai point toutes les péripéties de la situation qui me fut faite par l'épidémie, je me bornerai à dire que j'avais préféré l'observer dans un village; car, m'y trouvant presque seul pour en traiter les malades, j'espérais qu'il me serait plus facile de préciser la marche de l'épidémie.

Elle attaquait des points isolés, et je ne puis dire que les lieux infectés eussent été plus malsains que les autres. Les premiers individus atteints dans un même lieu étaient frappés mortellement, d'autres n'avaient que la diarrhée, et les moins atteints éprouvaient de simples étourdissements, tels qu'ils résulteraient d'une congestion. En général, ce fait était observé chez les personnes pléthoriques, et une simple saignée de 100 à 150 grammes suffisait pour les rétablir.

Le cercle allait en grandissant, mais l'intensité du mal diminuait généralement à mesure qu'il s'étendait [1].

En 1849 des observations analogues ont été faites par mon frère Adolphe dans la commune de Giraumont, près Compiègne.

En 1849, le choléra régnait à Paris et n'avait point fait son apparition dans Bordeaux, où je me trouvais. J'observai la direction des vents, et elle était contraire à celle qui aurait pu nous l'amener. Le vent changea cependant, et en moins de deux jours le choléra épidémique sévissait à Bordeaux.

A cette époque, je faisais partie du Conseil de salubrité de la ville, et j'annonçai que, vu la direction du vent, il était probable que le choléra ne tarderait pas à paraître parmi nous.

[1] J'ai rencontré maintes fois, près des murailles, des excréments d'enfants dans lesquels se trouvaient des ascarides lombricoïdes. Cependant, ces enfants ne m'avaient point été signalés comme étant atteints par la maladie.

Mes honorables collègues n'accordèrent point la moindre valeur à mon observation. Un seul, M. Conilh, me dit que si je voulais l'accompagner, il me ferait voir un cholérique à l'hôpital Saint-André. Je m'y rendis immédiatement, et nous y trouvâmes effectivement un malade atteint fortement par le choléra épidémique et qui succomba vingt-quatre heures après notre visite. Cet homme venait des *bords du fleuve*. Les premiers qui furent frappés ensuite exerçaient la profession de douanier et faisaient un service de nuit *sur l'eau*.

Les faits qui précèdent semblent indiquer que le choléra franchit rapidement de grands espaces par la voie de l'atmosphère, et qu'il se développe spécialement dans les endroits où il y a de l'eau, sans que l'on puisse inférer de là qu'il ne puisse se développer ailleurs, ni par un autre mode de transmission, ainsi que j'en ai fait moi-même l'observation.

Si le choléra, qui a pris naissance dans l'Inde, est dû, comme on l'a dit, aux cadavres humains qui sont jetés dans les fleuves et notamment dans le Gange; si ces cadavres font naître des animalcules d'une nature spéciale, qui, par suite d'une métamorphose, deviennent aériens après avoir été aquatiques, ils doivent, à une certaine période de leur existence, retourner à l'eau pour s'y reproduire, si l'observation est parfaitement conforme avec l'hypothèse qui a été faite.

Je tiens à citer ces faits; car quand on recherche l'origine de la cause inconnue d'une maladie aussi grave que le choléra, rien n'est à négliger pour en découvrir la trace.

Examen microscopique de l'air.

Pensant et n'étant point le seul à penser que la cause du choléra pouvait résider dans l'atmosphère; pensant d'ailleurs que cette cause ne pouvait être attribuée ni à un gaz, ni à un état particulier de l'air, électrique ou autre, mais bien plutôt à des organismes vivants, les seuls qui permettent de comprendre comment cette cause se multiplie et s'étend, car il n'y a que la vie qui paraisse pouvoir se propager ainsi; pensant, dis-je, qu'il pouvait y avoir dans l'air des êtres organisés, que ces êtres pouvaient sans doute être observés à l'aide du microscope, je portai mes investigations de ce côté; *mais jusqu'à ce jour, on n'avait aucun moyen de faire ces observations;* on savait bien qu'un mélange réfrigérent condense l'humidité atmosphérique sur les parois du vase qui le renferme; que Moscati a pu condenser ainsi les miasmes des rizières de la Toscane, et que la même chose a pu être faite dans des salles d'hôpitaux; mais ces moyens sont insuffisants, et rien ne démontre qu'ils pourraient saisir des êtres vivants. Je pensai alors à faire passer un grand volume d'air dans une petite quantité d'eau, et à observer cette eau à l'aide du microscope, avec ou sans réactifs, en faisant varier le mode d'éclairage, enfin en employant tous les moyens capables de favoriser les observations.

Ce lavage de l'air pouvait être obtenu par un grand nombre de moyens différents : en insufflant de l'air avec un soufflet ou avec une pompe, ou bien en l'aspirant par un vase dit *aspirateur,* connu de tous ceux qui s'occupent de chimie.

Ce dernier genre d'appareil a un avantage considérable, parce que le vase aspirateur peut être un tonneau que l'on trouve partout, et parce qu'il fonctionne pendant un temps assez long sans que l'on ait besoin de s'en occuper.

Pour barboteurs, j'employai principalement : 1° un petit flacon contenant quelques grammes d'eau, dans lequel plonge l'extrémité d'un petit entonnoir en verre; 2° ou un long tube incliné et légèrement recourbé à son extrémité inférieure.

Les figures suivantes permettront de comprendre la disposition de ces appareils :

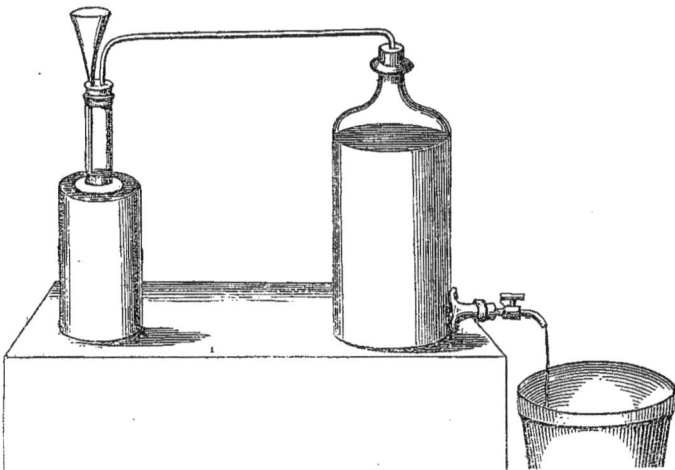

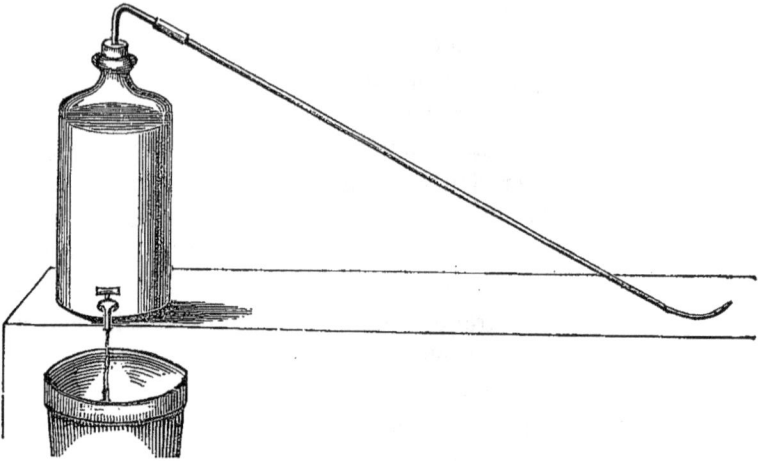

Les observations que je fis à l'aide de ce procédé furent l'objet d'un Mémoire que je présentai à l'Institut (Académie des Sciences) le 8 octobre 1855, et qui fut inséré par extrait dans le journal scientifique l'*Institut,* 1ᵉ section, nᵒ 1136, 10 octobre 1855.

A l'époque où j'ai publié ces expériences, je n'avais observé dans l'air que des poussières minérales, et principalement du sable siliceux, de petites masses tuberculeuses formées de particules sphéroïdales et souvent accompagnées de membranes d'une ténuité extrême, du pollen, des filaments organiques ayant l'apparence de la fibre ligneuse, et quelques êtres bizarres paraissant appartenir au règne animal. J'ai joint à ma note des dessins exécutés à la chambre claire et accompagnés d'une échelle micrométrique.

Je n'ai fait aucune observation dans un lieu infecté par le choléra, parce que l'occasion ne s'en est pas présentée; mais je tiens à faire connaître les procédés que j'ai employés, car il importerait que ces observations fussent répétées dans une foule de lieux et de circonstances. Nous sommes loin de connaître tout ce qui constitue l'atmosphère, et c'est aux médecins surtout, qui sont répandus partout et qui ont reçu une éducation suffisante, qu'il appartient de développer nos connaissances à cet égard.

Depuis 1855, l'idée des générations spontanées est devenue l'objet d'un grand nombre d'expériences, et l'étude microscopique de l'atmosphère a été poussée assez loin ; mais, je le répète, on ne sait encore que peu de chose, et beaucoup de bonnes et utiles observations restent à faire, notamment celle de l'air vicié dans les lieux infectés par les causes qui produisent les épidémies ou les endémies. Cette étude pourrait nous révéler des faits inconnus dont nous ne soupçonnons même pas l'existence, et qui nous indiqueraient probablement de nouveaux moyens prophylactiques ou thérapeutiques. En même temps que cette étude étendrait le domaine de nos connaissances, elle serait aussi un grand bienfait pour l'humanité [1].

Principaux phénomènes observés chez les cholériques.

Les symptômes du choléra ou les phénomènes présentés par les cholériques sont nombreux et terribles. Les voici tels que je les ai observés et à peu près dans l'ordre de leur apparition :

1° Étourdissement ;

2° Accablement dans les membres ;

3° Fourmillement dans les pieds et les mains ;

4° Refroidissement des extrémités ;

5° Douleur dans la région épigastrique, oppression, gêne de la respiration ;

6° Céphalalgie frontale ou sus-orbitaire ;

7° Douleur autour de l'ombilic, dans l'hypogastre, dans les reins, quelquefois sentiment de chaleur ;

8° Vomissements ;

9° Déjections alvines riziformes ;

10° Crampes ;

11° Cyanose ;

[1] Depuis que le Congrès s'est réuni à Bordeaux, on a pu lire dans *les Mondes*, revue hebdomadaire des sciences, publiée par l'abbé Moigno, 2e série, t. I, mars 1866, p. 511, une note qui annonce la découverte de l'agent producteur des fièvres intermittentes, et cet agent serait représenté par les sporules d'une plante agame, qui auraient été observées au microscope et qui, transportées dans un lieu où la fièvre paludéenne n'avait jamais existé, aurait pu l'y faire naître.

Cette observation est fort remarquable et vient confirmer mes prévisions qui attribuent la plupart des épidémies à des êtres vivants. Cependant je dois dire que des faits positifs et bien observés dans les Marais pontins ayant démontré que la fièvre paludéenne est contractée pendant la nuit et non pendant le jour, il en résulte un doute qui plane sur l'observation précédente, car ce doivent être des *animalcules nocturnes* et non les sporules d'une plante agame qui déterminent cette maladie.

12° Amaigrissement rapide;

13° Contraction des muscles de la face, retrait du nez;

14° Diminution ou suppression des pulsations radiales;

15° Suppression de la transpiration;

16° Suppression des urines;

17° Impossibilité de pratiquer une saignée par suite de l'épaississement du sang;

18° Tintement et sifflement dans les oreilles, affaiblissement de l'ouïe; les malades entendent la voix des personnes qui leur parlent comme si elle venait d'un lieu souterrain;

19° Trouble et affaiblissement de la vision; disparition de l'iris et de la pupille, flétrissement de l'œil, cécité;

20° Voix altérée, caverneuse, chevrotante; réponses tardives, mais justes; intelligence affaiblie, mais non troublée;

21° Diminution générale de la vitalité.

Rarement on observe tous ces symptômes chez un même sujet. Les plus constants sont la douleur sus-orbitaire et celle de la région épigastrique. Des individus peuvent mourir sans avoir été cyanosés. On dit même qu'il en est qui ont succombé sans avoir éprouvé de déjections d'aucune espèce. Mais il est probable que ceux-là sont morts de peur, ou que l'on a mis sur le compte du choléra d'autres affections qui se sont présentées pendant les épidémies dues à cette maladie.

L'abondance des déjections et l'épaississement du sang sont des preuves convaincantes que ce dernier fluide est profondément altéré. Telle a été ma première opinion, telle a été l'origine du traitement que j'ai prescrit et qui m'a réussi au delà de mes espérances. Le Mémoire qui précède celui-ci a démontré que ces prévisions étaient justes; car le sang est altéré par une perte considérable d'albumine, par la transformation de cette matière en diastase, par des sels qui l'abandonnent, et par ses éléments solides, qui n'ont plus la propriété de se réunir en caillot. Cette altération est encore démontrée par l'amaigrissement du malade, par le flétrissement des yeux, et par la cyanose, qui indique que la matière colorante du sang s'est séparée des globules, qu'elle s'est infiltrée dans les tissus, où elle a perdu la couleur vive du sang artériel par le défaut d'aération.

Après ce court exposé des symptômes du choléra, je passerai au mode de traitement que l'on peut lui opposer.

Traitement.

Les divers traitements que l'on a opposés au choléra, et qui presque tous ont été impuissants, même lorsque la maladie était peu avancée, prouvent que les médecins n'étaient guidés par aucun principe fondé sur la connaissance exacte de cette maladie.

Je n'oserai point dire tout ce que je pense à cet égard; car je craindrais que l'énergie que je puise dans ma conviction ne me portât au delà des limites dans lesquelles je désire rester. Cependant, je ne puis m'empêcher de signaler quelques-uns de ces traitements et de les examiner au point de vue des connaissances scientifiques de notre époque.

Dans la succession des symptômes qui caractérisent le choléra, symptômes qui se succèdent quelquefois avec une rapidité effrayante, on distingue l'invasion de la maladie, la période algide et la réaction.

Le traitement peut varier selon l'état du malade et selon la période dans laquelle il se trouve.

Au début de la maladie, on a employé la saignée. Nous avons dit qu'elle n'est plus praticable, lorsque cette dernière a fait des progrès notables.

Cette opération est-elle bien utile? Lorsque la personne malade a des évacuations considérables, la saignée ne vient-elle pas ajouter au mal? N'est-ce pas retrancher du sang à un individu qui en perd la partie la plus fluide par le seul fait de la maladie?

Évidemment, la saignée est plus nuisible qu'utile; et lorsque en 1832 les journaux nous apprenaient que Casimir Périer, alors ministre, était atteint du choléra et avait été saigné plusieurs fois, j'avais jugé que son état avait dû être aggravé par cette opération, pour ne pas dire plus.

Lorsque nous nous plongeons les mains dans de l'eau à une basse température, nous éprouvons le sentiment du froid. Si nous les retirons de l'eau, leur température s'élève, et nous éprouvons un sentiment de chaleur. Un médecin très célèbre, mais connaissant mal la physique et la physiologie, s'est cependant fondé sur cette observation pour appliquer de la glace sur les cholériques et leur en faire prendre intérieurement pendant la période algide, *afin de déterminer la réaction.*

En prenant la chose telle qu'elle est, il faut reconnaître que quand la réaction se fait en présence d'un pareil traitement, c'est qu'on n'a pas pu l'empêcher.

Quoi! un individu a perdu une grande partie du fluide qui vivifiait son corps et qui transportait la chaleur jusque dans les parties les plus éloignées et les plus intimes; la respiration, cause de cette chaleur, ne se fait que péniblement; la circulation du sang est presque suspendue; la vie lutte contre la mort qui l'étreint, et l'on ajoute à toutes ces difficultés celle de produire de la chaleur pour fondre *en pure perte* une quantité notable de glace, lorsqu'il en est un si urgent besoin pour ranimer un corps que la vie abandonne?

Si l'on ne connaît point l'essence de la maladie, si l'on ignore la cause de tous les symptômes qui se produisent, les actions mécaniques et les effets antagonistes sont faciles à comprendre; et il sera bien préférable d'aider la nature, de frictionner le malade pour rappeler la circulation et exciter la sensibilité de la peau, et de le réchauffer par tous les moyens convenables et possibles.

Ces moyens sont insuffisants sans doute; ils ne peuvent rétablir le sang dans son état normal et créer de l'albumine; mais on les a vus quelquefois réussir, et au moins ils n'outragent pas la raison humaine.

On a donné des opiacées aux cholériques, et notamment du laudanum de Sydenham à très haute dose. Ces médicaments n'ont aucune action pendant la période algide; mais *ils empêchent la réaction de se faire, et ils tuent infailliblement les malades, c'est à dire qu'ils sont toujours nuisibles*. On a vu certainement le laudanum à petite dose réussir contre des diarrhées, dans une irritation légère; mais il ne faut pas penser qu'en élevant la dose de ce médicament, il permettra de combattre le choléra : il ne faut pas oublier que le flux cholérique diffère essentiellement de ceux qui forment les autres déjections alvines.

Le choléra, finalement, quelle que soit sa nature, est caractérisé par une diminution rapide de toutes les fonctions organiques, et tout ce qui tend à la favoriser doit être repoussé; l'opium est dans ce cas, et ce n'est évidemment que par une fausse interprétation d'une loi physiologique que la glace a pu être considérée comme pouvant faciliter la réaction.

3

Lorsque l'épidémie commença ses ravages dans Valenciennes et ses environs, j'avoue que je me trouvai fort embarrassé. Jusqu'alors, la maladie n'avait même pas été décrite d'une manière convenable, et les différents traitements qui avaient été préconisés, même par des hommes fort célèbres et auxquels toute mon estime était due, étaient si disparates, si incohérents, si peu en rapport avec les faits observés, qu'il me paraissait impossible d'en tirer quelque enseignement utilisable pour le traitement de cette maladie. Un phénomène singulier, qui eut lieu à cette époque, vint fixer mes idées et me mit sur la voie d'un traitement dont je n'ai eu qu'à me louer. Dans la nuit du 4 au 5 mai 1832, des blanchisseuses du faubourg de Paris observèrent que du linge, qui avait été mis au bleu avec du tournesol, était devenu rouge. De mémoire d'homme jamais ce fait ne s'était présenté. Il existait bien une fabrique d'acide chlorhydrique à Marly-lez-Valenciennes, mais elle était chez M. Tancrède même, où j'avais un pied à terre pendant l'épidémie, et je savais que l'on n'avait point fait d'acide chlorhydrique ce jour-là. Je vis une partie de ce linge; il était d'un rouge vineux.

Ce fait avait-il une relation directe avec l'épidémie régnante? Je ne puis l'affirmer; mais je l'admis comme très probable. Pensant que le choléra pouvait être dû à la présence d'un acide répandu dans l'atmosphère, acide qui pouvait être sécrété par des animalcules microscopiques, comme l'acide formique l'est par les fourmis; ayant observé par moi-même l'épaississement du sang des cholériques, et même dans quelques cas graves l'impossibilité de pratiquer une saignée à cause de ce fait, je crus que la première chose à faire était de combattre cet épaississement du sang, pour agir contre la cause qui produit le choléra. J'employai l'ammoniaque, qui, étant volatile, pouvait saturer les acides répandus dans l'air, et pour fluidifier le sang je fis prendre aux malades du bi-carbonate de soude, sel qui, lorsqu'il est bien saturé, n'a aucune saveur désagréable et peut être pris à une dose assez élevée sans aucun danger. Je fus d'autant plus confirmé dans l'emploi de ce traitement, que les ouvriers de la fabrique de charbon animal de M. Tancrède, où régnait constamment du carbonate d'ammoniaque dans l'air, n'étaient nullement atteints par l'épidémie, et que j'appris d'une manière certaine par M. Jules

Lévêque, alors adjoint au maire de La Vilette, près Paris, et fabricant de charbon animal, qu'aucun ouvrier des fabriques de ce produit n'avait été atteint par l'épidémie; que tous les fabricants l'avaient attesté par écrit, et qu'à Montfaucon, dépendant de la commune de La Villette, où l'on déposait les vidanges de Paris, matières fécales et urines, qui répandent, comme on le sait, des vapeurs de carbonate et d'hydrosulfate d'ammoniaque qui se font sentir à une grande distance, les ouvriers avaient été également préservés, à l'exception d'un seul qui était entré récemment au service des vidanges et qui avait pu contracter le choléra au dehors.

En résumé, le traitement que j'ai suivi, et qui a été couronné de succès *toutes les fois que la maladie n'était point trop avancée,* consiste simplement dans l'emploi du bi-carbonate de soude, 8 à 10 grammes dans un litre d'infusion de fleurs de tilleul ou de feuilles d'oranger; dans celui d'un liniment ammoniacal formé de parties égales d'huile et d'ammoniaque liquide (¹), employé en frictions énergiques sur les membres et la colonne vertébrale, et enfin en sinapismes appliqués aux pieds.

Depuis cette époque, de nombreuses expériences ont été faites et notamment par mon frère Adolphe Baudrimont, qui reconnut que le bi-carbonate de soude, administré en une ou deux fois, était plus efficace que lorsqu'il était dissous dans de la tisane et administré à de faibles doses éloignées les unes des autres.

Voilà, en peu de mots, le traitement que j'ai suivi et qui a toujours été efficace lorsqu'il a été administré à temps.

Je crois devoir ajouter que, depuis cette époque, j'ai eu un grand nombre de fois l'occasion d'employer le bi-carbonate de soude contre des vomissements et des diarrhées opiniâtres, et qu'il a toujours réussi. Pour moi, il n'y a pas de plus grand anti-émétique que cet agent. Son efficacité dans cette circonstance est sans doute due à la facilité avec laquelle il est absorbé. Il modifie ainsi le cours des sécrétions, et c'est peut-être à ce mode d'action qu'est due une grande partie de son efficacité dans le traitement du choléra (²).

_____

(¹) La dose de l'ammoniaque n'est point trop élevée. Ce liniment, qui ferait venir immédiatement des ampoules sur la peau d'une personne dans l'état de santé, demeure presque inactif dans la période algide.

(²) Il ne faudrait point croire que l'on pourrait impunément prendre journellement

Aujourd'hui que cette maladie est mieux connue, que nous savons positivement que les symptômes observés sont principalement dus à la transformation de l'albumine en diastase et à son extravasion, il demeure évident que lorsque la perte de sérum a été très considérable, le bi-carbonate de soude ne peut y suppléer; mais je l'ai vu réussir dans des cas d'une gravité extrême, notamment chez Mme Angélique Manouvrier, femme Poteaux, de Marly-lez-Valenciennes.

Je copie textuellement l'observation prise à cette époque.

Invasion, le 16 mars 1832; appelé le 17 au matin; âge de la malade, 32 ans; symptômes observés : face convulsée, yeux troubles, flétris, enfoncés dans leur orbite, strabisme (probablement produit par des crampes des muscles moteurs de l'œil), extrémités froides, pulsations insensibles, voix rauque et plaintive, crampes dans tous les membres; affaiblissement considérable de l'audition et de la vision, suppression des urines, déjections nombreuses par haut et par bas.

Plusieurs années après l'épidémie, j'ai revu Mme Poteaux; je lui ai demandé si elle me reconnaissait. Elle m'a répondu que cela était impossible, parce qu'elle n'avait pu me voir pendant la maladie, *attendu qu'elle était complètement aveugle.* Elle a ajouté qu'elle ne pouvait non plus reconnnaître ma voix, parce qu'elle l'avait entendue comme si elle fût venue du fond d'une cave. La voix de cette dame était aussi fortement altérée et semblait venir d'un lieu souterrain; triste conformité entre deux phénomènes de relation : le voix et l'audition.

une certaine dose de bi-carbonate de soude pour se soustraire à l'influence d'une épidémie cholérique. Ce serait une grave erreur. Le liquide qui se trouve dans l'estomac est naturellement acide; si on le rend alcalin, on pervertit la fonction principale de cet organe, et l'on s'expose à de grands dangers. J'en ai fait l'essai sur moi-même, et ai fait naître une maladie spéciale que des amis, excellents médecins, ont cru pouvoir rapprocher des fièvres muqueuses. Le repos et l'emploi des acidules, tels que la limonade minérale faite avec l'acide chlorhydrique, qui, combiné avec la soude, devait donner du sel marin tout à fait inoffensif, ont fini par opérer mon rétablissement.

Le bi-carbonate de soude, les pastilles et les liqueurs qui en contiennent, doivent donc être pris avec modération. Ces agents ne peuvent être considérés comme des digestifs qu'autant que l'estomac contient des sucs trop acides et que le malade est affecté de pyrosis. En dehors de là, on peut affirmer que ces prétendus digestifs sont les plus grands anti-digestifs qui existent, parce qu'ils placent l'estomac dans une condition tout à fait opposée à celle dans laquelle il fonctionne normalement, en rendant alcalins des agents qui doivent être acides.

Mme Poteaux existe probablement encore et pourrait au besoin témoigner du fait que j'avance.

Mais depuis 1832 de nombreuses expériences ont été faites, particulièrement par mon frère déjà cité, en 1849 et 1854, dans la commune de Giraumont, près Compiègne, département de l'Oise. Il n'a pas eu un seul insuccès et a arrêté immédiatement les effets de l'épidémie. Tous ces faits ont été attestés par des certificats et l'ont été encore récemment par un certificat signé par trente-un habitants de cette commune, ainsi qu'on peut le voir dans le *Progrès de l'Oise* du 2 décembre 1865.

M. Ernest Baudrimont, pharmacien en chef de l'hôpital Sainte-Eugénie de Paris, chargé d'une mission par le Ministre du commerce, a appliqué ce traitement *avec un véritable succès* lors de l'épidémie de 1849. Il termine ainsi ses observations :

« Nous ne dirons rien ici de la théorie et des observations chi-
» miques qui ont fait le point de départ de ce traitement. Le
» principal de la question étant la guérison et non la théorie de
» celle-ci, nous affirmons avec enthousiasme la réussite cons-
» tante de ce traitement, d'après les résultats authentiques que
» nous avons consignés plus haut et dans le Mémoire que nous
» avons déposé au ministère du commerce en 1849. » *(Journal de Chimie médicale et de Toxicologie.)*

Le traitement que j'ai employé étant d'une simplicité extrême, il en résulte qu'il n'est pas besoin d'être médecin pour en faire l'application. Aussi, M. Tancrède (de Marly-lez-Valenciennes), que j'ai déjà cité plusieurs fois, ayant été témoin des résultats que j'ai obtenus, l'a recommandé et mis lui-même en pratique autant qu'il l'a pu.

On lit dans une Note publiée par M. Tancrède, le 25 juin 1849, dans le *Courrier du Nord* :

Ayant obtenu d'un médecin qu'il rédigeât une Note sur ce traitement, il dit : « *Ce médecin, je puis l'affirmer, obtient les plus*
» *heureux résultats et considère ce traitement comme le seul rationnel.*
» — *Je crois devoir ajouter que plusieurs médecins de Valenciennes,*
» *entre autres MM. Stiévenard, qui, le premier, a donné l'exemple,*
» *Branche, Perriquet et autres, ont reconnu l'efficacité du traitement*
» *par les alcalis et qu'ils le suivent avec le plus grand succès;*
» *M. Stiévenard m'affirmait hier encore, que parmi les cholériques*
» *qu'il traitait, la guérison était la règle, la mort l'exception.* »

Le 21 août 1832, j'ai déposé à l'Académie de Médecine un Mémoire fort étendu sur les observations que j'avais faites et le traitement que j'ai suivi. Cette Académie ayant décidé qu'elle ne ferait aucun rapport sur les travaux qui lui avaient été envoyés, j'ai demandé à retirer mon Mémoire, et on me l'a rendu.

Le 15 octobre 1849, j'ai adressé à M. Dumas, alors ministre du commerce et des travaux publics, un Mémoire sur les faits accomplis dans la commune de Giraumont, avec toutes les attestations possibles pour en certifier l'exactitude. Cette communication n'a pas eu de suite.

Le 23 du même mois, j'ai publié dans l'*Union médicale* une Note suffisamment détaillée pour appeler l'attention des médecins; mais, depuis, elle a été *oubliée*, et mon traitement a pu et dû demeurer confondu avec les *relations* de traitements plus ou moins bizarres qui ont été publiées.

Enfin, je ne raconterai pas tous les efforts que j'ai faits pour appeler l'attention sur ce traitement; en agissant ainsi, je n'ai fait que mon devoir, et j'ai vu avec douleur que les médecins cherchaient encore, lorsque, sans avoir le mieux possible, ils avaient au moins quelque chose de rationnel et dont l'expérience a prouvé l'efficacité.

Je crains bien que toutes les citations que je viens de faire ne ressemblent un peu trop à celles de certains prôneurs de médicaments; mais ma conscience exige que je démontre que j'ai fait tout ce qu'il a dépendu de moi pour répandre le traitement qui a tant de fois réussi, et l'on sait d'ailleurs que je ne suis poussé à cette action par aucun autre intérêt que celui du devoir et de l'humanité.

NOTE ADDITIONNELLE.

MOYENS SIMPLES ET FACILES A METTRE EN PRATIQUE, PROPOSÉS POUR S'OPPOSER A LA TRANSMISSION DU CHOLÉRA ÉPIDÉMIQUE, SANS AVOIR RECOURS AUX QUARANTAINES.

La discussion à laquelle a donné lieu le Mémoire précédent a démontré d'une manière évidente que le choléra est transmissible par les individus atteints de cette maladie.

Cette solution est d'une gravité extrême, et elle paraît devoir entraîner de la part des gouvernements des mesures de précaution pour éviter les dangers résultant de ce mode de transmission.

Connaissant les inconvénients des lazarets, les entraves qu'ils apportent dans les transactions commerciales et dans les relations sociales, sachant même qu'ils peuvent devenir des foyers d'infection redoutables, j'ai cherché ce qu'il conviendrait de faire pour empêcher la transmission du choléra sans retarder de plus de vingt-quatre heures les voyageurs, leurs bagages et les marchandises. Les moyens que j'ai trouvés étant très simples et faciles à mettre en pratique, je crois devoir les soumettre à l'appréciation du public.

Pour ne point demeurer inertes et stériles devant une question aussi grave, il faut l'analyser, et après l'avoir réduite en ses parties, il conviendra d'examiner chacune d'elles attentivement et de voir quels sont les moyens que l'on peut employer pour combattre ou détruire les principes nuisibles qui s'y rattachent.

Si l'on analyse la situation, on peut se demander si le choléra est transmis par les individus, ou par leurs bagages, ou par les marchandises, ou enfin par les navires qui transportent les voyageurs. Si ce sont les individus mêmes qui transmettent le choléra, il convient d'examiner si la transmission se fait par la peau ou par les émanations pulmonaires.

La transmission du choléra par la peau et par le contact immédiat doit paraître impossible, par les raisons que j'ai exposées dans la deuxième partie de mon Mémoire et que je résume ainsi : 1° Parce que dans la plupart des cas, il y a eu transmission du choléra sans que le contact de la peau ait eu lieu ; 2° parce qu'elle n'est le siége d'aucune modification appréciable, et que la cyanose qui en change la couleur, est due à une altération du sang ; 3° parce qu'il n'y a point en elle, comme dans la gale, des animalcules qui puissent passer d'un individu à un autre individu ; 4° parce que dans la période algide, qui est la plus grave de la maladie, la peau se refroidit, perd sa sensibilité, et ne peut être le siége d'aucune émanation ; 5° enfin, parce que tous les faits que j'ai observés et ma propre expérience, lorsque je me suis mis en contact avec des cholériques, m'ont appris que le choléra ne peut être propagé de cette manière.

Est-ce par la transpiration pulmonaire que la maladie se transmet? Il est éminemment probable que c'est par cette voie que la cause qui produit la maladie pénètre dans les individus; mais rien ne prouve que les émanations venant du poumon puissent transmettre le choléra. Les moyens que je propose pour combattre cette maladie, donneraient la solution de cette question s'ils étaient adoptés et mis en pratique. Il est cependant douteux que des miasmes ou des êtres quelconques émanés directement des cholériques puissent faire naître cette maladie chez d'autres individus. Je rappellerai ici ce que j'ai déjà dit dans mon deuxième Mémoire, que M. le Dr Bernadet, qui a fait, pour mes recherches, un grand nombre d'autopsies de cholériques, n'en a jamais éprouvé le moindre inconvénient; qu'en outre, tous les produits qu'il m'a remis et qui étaient fort nombreux, sang, déjections, bile, ont été desséchés dans une étuve placée dans le laboratoire de la Faculté des Sciences. Ces produits répandaient des émanations ayant une odeur fort désagréable, et néanmoins j'y suis resté plongé plus d'un mois, ainsi qu'un garçon du laboratoire, et nous n'en avons nullement été incommodés. Il est vrai qu'il est des individus qui résistent complètement à la cause infectieuse du choléra, tandis que d'autres en sont atteints mortellement. Cependant, je puis dire aussi que, dans certaines circonstances, tous les individus succombent; c'est ce que j'ai observé à Étreux, près Valenciennes. (Voir mon deuxième Mémoire.)

Le choléra pourrait encore être produit par des êtres qui se déposeraient sur les aliments, mais j'avoue que je n'ai aucun renseignement à cet égard.

Quoi qu'il en soit, nous avons des moyens simples et faciles pour agir sur la peau et détruire à sa surface tous les germes morbides qui pourraient s'y trouver. Nous en avons également pour agir sur le linge, les hardes, les marchandises et les navires; mais nous n'en avons pas d'aussi directs et d'aussi puissants pour détruire à leur origine et d'une manière certaine les produits qui émaneraient des poumons.

Or, si, comme je le disais plus haut, le choléra peut encore être transmis par infection après l'emploi des moyens que j'aurai indiqués, la question sera simplifiée, car il deviendra évident que la maladie émane des individus par la voie pulmonaire.

Le choléra pouvant être transmis par des individus qui ne paraissent point atteints par cette maladie, il est bien plus probable que c'est plutôt par leurs vêtements que cette transmission a lieu que par tout autre moyen.

Cela ressort de quelques-unes des observations de M. le Dr Brochard et de celle publiée par M. Ernest Baudrimont : « Nous terminerons cette petite note en faisant remarquer que nous avons souvent observé des cas de choléra se déclarer *à la suite du lessivage du linge des cholériques.* » *(Journal de Chimie médicale.)*

Après cet examen, je proposerai l'emploi des moyens suivants :

I

Faire prendre à chaque arrivant un bain d'eau de *savon blanc de Marseille.* Ce savon est très pur, à peine alcalin, il ne peut causer aucun dommage même à la peau la plus délicate, et *il fait infailliblement périr tous les petits êtres vivants qui sont plongés dans sa solution* ([1]). Faire laver la figure et la chevelure avec la même eau. Ce bain pourrait être répété selon les cas, et finalement les individus pourraient prendre un bain d'eau simple. Il conviendrait ensuite de maintenir les personnes dans un lieu dont l'air contiendrait de légères émanations ammoniacales. Ces émanations sont faciles à obtenir avec de l'ammoniaque liquide que l'on ferait couler lentement dans l'air, et, au besoin, par du carbonate d'ammoniaque officinal, ou par un mélange de sulfate ou de chlorure ammoniaque et de chaux vive ou délitée.

II

Introduire immédiatement dans une étuve tout le linge, les vêtements et les objets appartenant aux voyageurs, qui peuvent supporter une température assez élevée sans se détériorer. Les y porter à la température de 130 à 140°, et les y maintenir durant six heures pour être certain que la chaleur a pénétré partout.

Au lieu d'une simple étuve à air chaud, on pourrait employer la vapeur d'eau surchauffée ou non surchauffée, mais amenée au moins à la température indiquée. Ce dernier mode de traitement pourrait être employé spécialement pour le linge.

Les objets pourraient être placés dans des petits charriots ou

([1]) On ne peut remplacer le savon par une substance alcaline quelconque, par exemple par le carbonate de soude. Indépendamment de l'effet désagréable qu'il produit sur la peau, il n'exerce pas la même action sur les petits êtres vivants : ovules, animalcules, sporules ou microphytes.

wagons reposant sur des coulisses ou sur des rails et pénétrant directement dans les étuves pour y être chauffés. Ces charriots pourraient entrer d'un côté et sortir par le côté opposé. L'entrée et la sortie pourraient d'ailleurs se trouver dans des pièces parallèles et séparées les unes des autres, autant pour éviter la confusion qui pourrait résulter de la présence en un même lieu des produits non chauffés avec ceux qui le seraient, que pour restreindre le foyer d'infection produit par les objets arrivants.

Ces objets pourraient être déposés sur des tables placées au dessous de hottes disposées de manière à opérer un tirage suffisant, afin que ceux qui les manipulent ne soient pas atteints par les émanations qui s'en échappent.

Il conviendrait d'accorder la préférence au moyen qui a été proposé par Darcet pour assainir les salles de dissection ; le tirage pourrait se faire de haut en bas, et l'air émané des objets irait traverser un grand foyer d'appel, où les matières infectieuses, quelles qu'elle soient, seraient détruites.

Afin de ne point perdre les petits objets, le dessus des tables serait en toile métallique, et les individus employés à ce travail auraient soin de ne pas les couvrir entièrement, afin de ne pas interrompre le courant d'air. Il suffirait d'ailleurs que le bord de la table fût garni par une toile métallique placée verticalement, s'élevant ainsi de quelques centimètres au-dessus de son niveau, et communiquant à la partie intérieure de la table une cavité où l'air serait entraîné, soit par une machine aspirante, soit par un tirage.

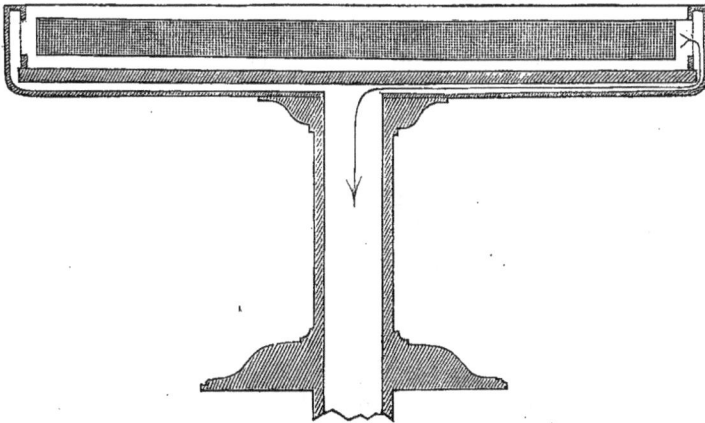

Disposée ainsi qu'il vient d'être dit, la table serait pleine et pourrait être entièrement couverte d'objets, pourvu que l'on eût soin de ne pas en mettre de manière à boucher les orifices des toiles qui l'entoureraient.

III

Pour ce qui concerne les navires infectés ou soupçonnés d'infection, il serait convenable d'en renouveler l'air et de faire passer cet air dans un foyer avant de le répandre dans l'atmosphère. Ce résultat serait très facile à obtenir à l'aide de pompes placées dans un bateau affecté d'une manière toute spéciale à ce service.

La pompe devrait être placée entre l'extrémité ouverte du tube aspirateur et le foyer. Elle serait d'ailleurs aspirante pour l'air du navire, et foulante à l'égard du foyer.

Le foyer devrait avoir plusieurs grilles superposées, chargées de combustible, ou bien avoir une certaine longueur dans le sens horizontal, et aboutir à une cheminée de quelqnes mètres de hauteur, afin que l'on ait la certitude que l'air y acquiert dans toutes ses parties une température suffisante pour détruire toutes les matières organiques qu'il pourrait contenir.

Si la masse de l'air passant par les foyers entraînait la destruction d'une trop grande quantité de combustible, on pourrait se borner à faire circuler l'air dans des tubes chauffés par un foyer ordinaire. Ces tubes devraient contenir des fragments de matière minérale réfractaire, et indestructible par l'air chaud, afin d'augmenter les points de contact de ce fluide avec les surfaces chaudes. Le foyer pourrait d'ailleurs être utilisé pour chauffer la chaudière à vapeur qui ferait marcher le moteur.

La pompe pourrait aussi être remplacée par un ventilateur qui aspirerait l'air du navire par son axe et le chasserait dans le foyer avec l'extrémité de ses ailes, ou par tout autre agent mécanique qui pourrait fonctionner utilement.

Après le renouvellement complet de l'air, l'intérieur du navire devrait être lavé avec de l'eau de savon ou avec de l'eau contenant des hypochlorites et notamment celui de soude, car celui de chaux laisserait des taches quelquefois difficiles à faire disparaître. On pourrait aussi employer de l'acide phénique ou tout autre corps dont l'efficacité est reconnue pour la destruction des matières organiques. Une dissolution de sulfate de cuivre et surtout de sulfate de zinc serait très efficace, inodore et peu dispendieuse.

On pourrait aussi employer le flambage, les fumigations, la combustion des os, qui donne de l'huile empyreumatique et du carbonate d'ammoniaque, que je crois être particulièrement efficace contre le choléra, et qui est moins dangereux que des vapeurs ou des gaz asphyxiants, tels que le chlore, les vapeurs de brome et d'iode, et qui peuvent être employés très utilement après l'emploi de l'acide sulfureux, que l'on peut recommander d'une manière toute spéciale à cause de sa grande énergie et de la facilité avec laquelle ont peut se le procurer en brûlant du soufre.

Enfin, on pourrait faire des fumigations ammoniacales. Il ne serait pas difficile de les combiner avec des matières qui les rendraient supportables, soit avec par des plantes aromatiques, des baumes, du camphre, des huiles volatiles, etc. C'est ainsi que dans le baume Oppodeldoch, l'ammoniaque se trouve associée avec le camphre d'une manière qui la rend presque agréable.

IV

Ce n'est qu'en opérant comme il vient d'être dit et en agissant simultanément sur les individus, leurs vêtements, les hardes, les marchandises, les navires, que l'on pourra avoir la chance d'opposer des moyens efficaces à la propagation des épidémies cholériques lorsqu'elles ont lieu par les individus et non par des courants d'air qui peuvent transporter les miasmes très rapidement et à une grande distance.

Toutes les opérations qui viennent d'être décrites peuvent être exécutées en moins de vingt-quatre heures, et elles diminueraient considérablement le séjour dans les lazarets ou dans des bâtiments spéciaux, quels qu'ils soient, destinés au même usage.

Si, malgré toutes les précautions indiquées, le choléra se transmet encore d'individu à individu, on aura au moins acquis la certitude que ce ne peut être que par les émanations pulmonaires, et de nouveaux moyens pourront être cherchés, trouvés et appliqués.

NOTES.

I.

J'admets comme un fait démontré et irrécusable la transmission du choléra épidémique par infection d'individu à individu. Cependant, cela ne veut pas dire que ce soit le seul mode de transmission de cette maladie : non, la cause qui le produit peut encore franchir de grands espaces par la voie de l'atmosphère. Des points particuliers peuvent ainsi être infectés sans qu'aucun individu atteint du choléra ni aucuns vêtements qui aient appartenu à des cholériques y aient été transportés.

Le choléra a donc deux modes de transmission reconnus : 1° par l'atmosphère ; 2° par voie d'infection d'individu à individu.

Je sais, et l'histoire de la médecine le démontre, qu'il est des médecins qui font profession de nier tout ce dont ils n'ont pas la preuve évidente par leur propre expérience, et qui commenceront par repousser l'idée de la transmission du choléra par voie d'infection. Cependant, il ne peut être donné à tous ceux qui exercent la médecine d'avoir l'occasion de suivre la marche d'une épidémie, et surtout de rencontrer des faits spéciaux qui puissent servir pour éclairer son mode de transmission, et la seule chose convenable est de douter. Or, dans cette condition, les moyens qui ont été proposés doivent être employés, car en ne faisant rien, non seulement on reste désarmé vis à vis d'un fléau toujours menaçant, mais ceux qui ont pour mission de veiller sur la santé des individus et des nations sont véritablement coupables pour n'avoir point fait tout ce qui dépandait d'eux pour le combattre.

Pour ce qui me concerne personnellement, ayant consacré un temps considérable à l'étude du choléra, et ayant fait cette étude par tous les moyens qui étaient en mon pouvoir, je crois remplir un devoir en publiant les présentes observations.

II.

Me bornant à indiquer des moyens généraux, il est des détails dans lesquels je n'ai pu entrer ; mais des hommes intelligents sauront toujours en faire l'application. Par exemple, le renouvellement de l'air des navires par une forte aspiration opérée par une pompe, ne sera bien efficace qu'autant que l'entrée de l'air extérieur aura lieu par un point aussi éloigné que possible de celui où l'on fait l'aspiration, dût-on pratiquer des ouvertures exprès. Il y aurait un grand avantage à faire communiquer, autant que possible, les entreponts et les compartiments entre eux, afin d'opérer sur tous à la fois. On devra s'assurer, par une bougie allumée qui indique la direction des courants d'air par l'inclinaison de sa flamme, que l'aspiration se fait partout. Dans le cas où ce résultat ne pourrait être atteint par suite de la distribution du navire, ou n'aurait point lieu pour une cause quelconque, il est évident que l'aspiration devra s'exercer successivement dans tous les compartiments.

Il importe de commencer par la cale afin de faire entrer l'air extérieur dans le navire, plutôt que de commencer par les parties les plus élevées, qui feraient remonter l'air de la cale dans des compartiments où il est inutile et même nuisible de le faire arriver.

III.

Les marchandises seront, autant que possible, désinfectées sur place par le renouvellement de l'air d'abord, puis par des fumigations ensuite. On pourrait d'ailleurs commencer par ajouter à l'air entrant dans le navire les matières que l'on veut opposer à la désinfection. Ces matières sont très nombreuses, comme on l'a vu, et l'on n'aura que l'embarras du choix. Il faudra toujours donner la préférence à celles qui ne pourront exercer aucune action nuisible sur les marchandises.

L'acide sulfureux, qu'il est très facile de se procurer en brûlant du soufre, méritera la préférence dans la plupart des cas. Son action est énergique et très efficace. Après l'avoir employé, on pourra remplir le navire d'émanations ammoniacales. Ces émanations le satureront et détruiront l'effet nuisible qu'il pourrait exercer sur des êtres vivants. Le navire serait ensuite aéré de nouveau. Dans le cas où l'air serait accompagné de gaz ou de vapeurs assainissantes, on pourrait les faire pénétrer partout où on le jugera convenable, en ajoutant au tube aspirateur des tubes d'un plus petit diamètre, en métal d'abord et en caoutchouc ou toute autre matière flexible ensuite, terminés, selon le besoin, par des têtes d'arrosoir, que l'on conduirait où l'on voudrait pour y opérer une aspiration qui attirerait l'air chargé des produits que l'on y aurait ajoutés. Ce moyen d'action est indispensable pour les marchandises chargées en vragne, c'est à dire sans emballage.

IV.

Dans le cas où le navire devrait être déchargé, il conviendrait toujours de le désinfecter, comme il vient d'être dit, pour la sûreté des hommes qui en opèreraient le déchargement. Les marchandises seraient ensuite introduites dans un bâtiment isolé, dont la hauteur du plafond ne dépasserait que de fort peu celle que l'on donnerait aux marchandises en les arrimant. Elles seraient disposées par rangées et isolées les unes des autres. L'air du bâtiment pourrait être renouvelé à l'aide d'un fourneau et d'une cheminée d'appel situés à l'une des extrémités, et serait remplacé par de l'air chargé de vapeurs assainissantes, et notamment d'acide sulfureux, qui entrerait par le côté opposé à celui par lequel l'appel ou le tirage aurait lieu. L'acide sulfureux, produit par la combustion du soufre, devrait n'être point trop abondant ; car s'il remplaçait complètement l'oxygène de l'air, il n'entretiendrait plus la combustion et ne pourrait alimenter les foyers aspirateurs.

Dans bien des cas, il serait convenable de faire pénétrer l'air par plusieurs points à la fois, et de le conduire dans des endroits déterminés, à l'aide de tubes disposés exprès pour cela.

V.

Dans le cas où des balles de marchandises, laine ou coton, seraient infectées dans leur intérieur, ce qui proviendrait de ce que l'infection de ces matières aurait eu lieu antérieurement à leur emballage, il y aurait une véritable difficulté pour en opérer la désinfection. En les introduisant dans une étuve, la chaleur ne parviendrait peut-être pas à leur centre en huit jours, et il en serait de même des gaz et des vapeurs dans lesquels elles seraient immergées. Cela fait comprendre la nécessité de les ouvrir, afin d'étaler ce qu'elles renferment pour le soumettre à l'action des agents désinfectants. Cependant, dans bien des cas, les balles pourraient être percées en plusieurs points avec des sondes coniques creuses et perforées par une multitude de petits trous, que l'on maintiendrait en place, et dans lesquelles on ferait pénétrer, par une pression suffisante, de l'air chargé de produits désinfectants.

Si l'on reconnaissait la nécessité d'ouvrir les balles, les marchandises qu'elles contiennent pourraient être déposées sur des claies disposées en étagères dans une étuve où l'on pourrait les chauffer ou les soumettre à des fumigations.

Un moyen plus expéditif consisterait à livrer ces marchandises à une espèce de cardeuse pour les diviser et les déposer sur une toile sans fin, mue par des cylindres, qui les entraînerait dans une étuve où elles seraient soumises, soit à l'action de la chaleur simple, soit à celle de la chaleur combinée avec celle d'agents désinfectants.

VI.

Les lavages, dans bien des cas, pourront être opérés avec des pompes à incendie et des lances à jet simple ou multiple pour atteindre partout rapidement et facilement. L'eau pourrait être chargée de produits désinfectants; mais l'eau seule, avant l'emploi de l'acide sulfureux, pourrait suffire, parce que l'humidité dont elle imprégnerait toutes les parois dissoudrait cet acide et rendrait son action aussi utile que possible.

VII.

Les détails dans lesquels je viens d'entrer sont plus que suffisants pour que les moyens que j'ai indiqués, moyens que je crois efficaces et faciles à mettre en pratique, puissent être employés dans toutes les circonstances qui peuvent se présenter.

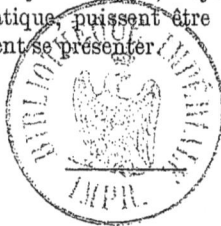